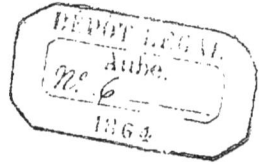

RELATION

D'UNE ÉPIDÉMIE

DE

LYPÉMANIE PELLAGREUSE.

RELATION

D'UNE ÉPIDÉMIE

DE

LYPÉMANIE PELLAGREUSE

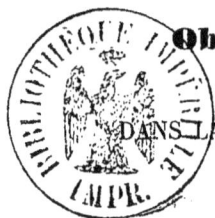

Observée en 1862-63

DANS LA COMMUNE DE VOLLORE-VILLE

(PUY-DE-DOME)

Par le Docteur **FÉLIX PLANAT.**

BAR-SUR-AUBE.

TYPOGRAPHIE ET LITHOGRAPHIE Mme JARDEAUX-RAY.

—

1863

1864

RELATION

D'UNE ÉPIDÉMIE

DE

LYPÉMANIE PELLAGREUSE

———◦◦◦◦◦———

Chacune des différentes époques à travers lesquelles l'humanité accomplit sa marche, contracte, si l'on peut ainsi dire, le triste privilége d'une ou de plusieurs maladies spéciales. Si la lèpre, le mal des ardents, le feu Saint-Antoine, ou ergotisme, etc., ne s'observent plus guère dans notre siècle, est-ce à dire pour cela que nous ayons conquis, avec tant d'autres choses, l'inappréciable immunité de vivre désormais à l'abri des sinistres fléaux qui désolèrent le passé? Non, tant s'en faut. Car les dernières épidémies d'ergotisme ne s'étaient pas encore montrées (de 1769 à 1772), qu'une affection très-analogue apparaissait sur certains points menaçante. Don Gaspard Cazal et Antonio Pujati signalaient à peu près simultanément, vers 1730, l'un une maladie très-répandue dans les Asturies d'Oviédo, désignée sous le nom de *mal de la rosa*, l'autre, une endémie ayant de grands rapports avec la première, sévissant dans le district de Feltre, en Vénétie, et qu'il nomma *scorbuto alpino*. Pour moins intense dans son expression symptômatique, moins terrifiante et moins rapide dans sa terminaison que les épidémies d'ergotisme du moyen-âge, le mal de la rosa, ou scorbut alpin, que depuis Gaëtano Strambio on connaît généralement sous le nom de pellagre, n'en représentait pas moins une affection plus redoutable que le mal des ardents, et le choléra lui-même, ce terrible visiteur des temps modernes. Celui-ci, en effet, passe sur une contrée, la dévaste; mais une fois disparu, les vides se comblent, et en peu d'années le mal est réparé. Il en était de même de la fièvre des ardents qui, prenant les individus en pleine santé, ne les quittait plus qu'à la tombe. Le mal se trouvait ainsi limité à quelques membres de la génération vivante, qui, rapidement brisés et emportés, n'avaient pas au moins le temps de léguer à l'avenir, avec la vie, le gage funeste de leurs souffrances. — La pellagre débutant au contraire par des phénomènes souvent peu graves, laisse au sujet atteint des intervalles de santé passables, puisque d'ordinaire elle disparaît avec les chaleurs pour ne reparaître qu'avec elles. Les malades ne s'alarment guère des premiers symptômes, et lorsque leurs progrès lents, mais incessants, leur donnent enfin l'éveil, il est le plus souvent trop tard pour pouvoir écarter la mort, qui ne survient d'habitude qu'après une agonie de plusieurs années.

Cependant il est né des enfants au pellagreux, qui portent en eux le germe d'une dégénérescence inévitable. L'état cachectique dont ils héritent de leurs parents, laisse voir du premier coup d'œil la gravité de ce fait, que l'abâtardissement d'une famille entachée de pellagre peut se transmettre en doublant d'intensité à chaque génération successive, jusqu'à l'extinction définitive de tous ses membres. Ghiotti et Longhi ont constaté que sur 184 familles héréditairement pellagreuses, et formant un total de 1317 membres, il y en avait 671 de sains, et 646 de pellagreux. Zichinelli parle même d'enfants venus au monde avec les signes irréfragables de cette cruelle affection.

Parmi les manifestations de la pellagre, il en est une grave par-dessus toutes les autres, c'est celle portant, non plus sur l'organisation physique de l'individu, mais bien sur son intelligence et son moral. Cette atteinte est irrémédiable à une époque avancée, puisqu'elle est le résultat d'une modification intime du système nerveux (1), lésion d'autant plus dangereuse qu'elle est transmissible par voie d'hérédité, et qu'ainsi, à la dégénérescence physique vient s'ajouter la bien plus préjudiciable complication de la décadence morale. La succession lente et fatale des périodes de la maladie, la folie et le désespoir, accompagnement certain des dernières phases, cette décimation pleine d'atermoiements plus affreux que la mort même, en font un des fléaux les plus calamiteux auxquels l'humanité puisse être exposée. (2)

Mais est-ce à dire que, contrairement à une opinion très-répandue, le développement de la pellagre, borné dans ses conditions d'origine à certaines contrées soumises

(1) M. Brierre de Boismont a trouvé chez les pellagreux le cerveau à l'état de pâte à demi consistante.

(2) Le docteur Marchant a évalué à la moitié de la population agricole le nombre des pellagreux de la Gironde, de la Garonne, des Basses-Pyrénées et de l'Adour.

à un genre de vie particulier, ne puisse avoir lieu en proportion notable dans des pays autres que ceux où l'endémicité est le plus communément observée ? Envisagée au point de vue d'une endémie, bien que la question de la pellagre soit depuis un certain nombre d'années à l'ordre du jour, elle revêt cependant un caractère de gravité inattendu par les observations qui vont suivre : elles confirment non-seulement, ce qui n'est que trop vrai, que la pellagre s'attaque spécialement à la population agricole, cette portion la plus vitale de la France, mais elles révèlent encore une manifestation non signalée jusqu'ici de cette maladie ; je veux parler de la *forme épidémique*. Elles montrent en outre que la pellagre peut affecter une marche symptômatique différente de celle qui lui est familière, et qu'elle peut prendre naissance en dehors de sa sphère ordinaire de production ; circonstance qui, tout en détruisant notre sécurité à l'endroit du caractère exclusivement endémique ou sporadique reconnu jusqu'à présent à cette affection, remet aussi, par là-même, sur le tapis, l'épineux mais capital problème des causes spécifiques.

On sait que, depuis les écrits de MM. Balardini et Th. Roussel, le maïs altéré par le *verderame*, champignon microscopique, dénommé *sporisorium maïdis* par le premier de ces auteurs, est considéré généralement comme cause spécifique de la pellagre. Cette assertion, nous espérons le prouver plus loin, n'est vraie qu'à moitié ; qu'il nous suffise d'énoncer d'abord que le maïs est totalement inconnu des malades qui font le sujet des observations qu'on va lire, sauf à rechercher en son lieu ce qui a pu remplacer l'action de cette céréale altérée dans la génération de ces cas. Avant d'aller plus loin, je tiens à

convaincre que la maladie dont je suis le témoin, constitue
bien réellement une épidémie, et non pas une réunion
fortuite de quelques cas de pellagre sporadique. Ainsi, les
six cas se sont montrés dans un même village de la commune de Vollore-Ville (Puy-de-Dôme); ils ont été observés
simultanément, un seul excepté, le n° 1, qui date de 1861.

PREMIÈRE OBSERVATION.

Ch. Jean, forgeron, âgé de 41 ans, tempérament lymphatique nerveux, constitution faible, est atteint depuis
quatorze mois d'une diarrhée souvent sanguinolente, avec
excrétion de pellicules et d'un liquide oléagineux. Il
s'alite, fièvre persistante, langue fendillée, sèche et rou-
geâtre, ventre rétracté, insuccès de tout traitement, mort
dans le marasme après sept semaines de séjour au lit
(avril 1861).............................
Trois semaines après la mort de cet homme, sa femme,
âgée de 36 ans, d'un tempérament nerveux, mais d'une
bonne constitution, à la suite des violents chagrins que
lui cause la mort de son mari , contracte une diarrhée
dysentériforme avec excrétion de pellicules , ténesme ,
lientérie, pas de sang. En même temps, crampes, tremblement, sensation de formication dans tous les membres,
érythème sur le devant de la poitrine et le dos des mains,
ces parties sont d'un rouge luisant, et frangées sur les
bords de légères squames blanchâtres, bouche pâteuse,
anorexie complète, amblyopie intermittente, surdité et
ronflements d'oreilles également intermittents, par fois,
bruit dans une moitié de la tête , comparé à celui d'une

roue d'horloge que l'on monte, et suivi d'une sensation
d'explosion dans l'oreille du côté opposé; ce phénomène
a lieu principalement dans la nuit, et aux époques où les
règles supprimées depuis 4 ans, a la suite d'une couche,
devraient se montrer. Anesthésie assez prononcée de la
peau, mouvement fébrile peu intense, frissons le long du
rachis précédant des bouffées de chaleur, sueurs et envies
de dormir continuelles. Moral gravement affecté. La malade
pleure en parlant de son état, et s'avoue complètement
folle, elle ne s'est pourtant jamais livrée à aucun acte
répréhensible. Aux époques correspondant à l'évolution
cataméniale, elle ne peut se servir de ses membres, qui
sont raides et n'obéissent plus à sa volonté; démarche
titubante.

Depuis un an la diarrhée n'existe plus, selles à peu près
normales. L'érythème s'est manifesté trois fois, au printemps de 1861, à l'arrière-saison, et au printemps suivant.
Pendant l'été de 1863, l'appétit est bon, l'éruption et les
autres accidents tendent à disparaître; tout fait supposer
une terminaison favorable. Un changement dans le régime
a suffi pour amener la guérison de cette maladie, définitive
en juillet 1862.

En même temps que la mère, ses deux enfants en bas
âge furent atteints de lientérie dysentérique, avec chûte du
rectum chez l'aîné âgé de 4 ans. Pas de manifestation à
la peau ni d'autres accidents. Guérison de ces enfants
trois mois après.

Dans cette observation, il est difficile de ne pas considérer l'affection à laquelle à succombé Ch., et qui a été
consécutivement contractée par ses enfants, comme un
état gastro-intestinal aigu dû à la pellagre, qui est évidente

chez la mère. Ce caractère d'authenticité est très impor-
tant, puisqu'il enlève toute hésitation relativement à celui
de la maladie des autres membres de la famille, dont un
seulement, une petite fille de 10 ans, présenta vis-à-vis de
la maladie une immunité parfaite. Nous devons donc
considérer ces quatre cas comme une épidémie en minia-
ture, localisée sur une seule maison.

Mais ce foyer épidémique si réduit, et qui semblait
éteint, allait cependant se rallumer quelque temps après,
et dans des proportions plus alarmantes. En effet, une
année s'était à peine écoulée depuis la guérison de la femme C... (juillet 1862), que cinq femmes voisines de celle-ci
se trouvaient frappées presque en même temps par des
accidents d'allures singulières, que je n'hésitai pas à
reconnaître comme émanant d'une influence pellagrogène.

DEUXIÈME OBSERVATION.

Marie R..., âgée de 32 ans, est d'un tempérament lymphatique entaché de scrofules. Elle n'a d'ailleurs éprouvé
d'autre affection aigüe grave que celle qui nous occupe.
Cette femme, mariée, mère de trois enfants, est nourrice
depuis 5 mois. Il y a environ trois mois, elle ressentit une
vive céphalalgie dont l'invasion fut rapide ; concurrem-
ment, exaltation dans les idées avec bizarrerie, désespoir religieux, propension violente à l'infanticide et au
suicide ; la malade se croit perdue. Bouffées de chaleur,
chûte des forces, douleurs lancinantes avec fourmillements
dans les pieds et dans les mains, jambes presque conti-
nuellement froides. A partir du début, les cheveux ont

commencé à tomber. Pouls à 90 pulsations. Nausées et vomissements, vertiges, pas de diarrhée, même plutôt de la constipation, sueurs faciles, urines rares, amblyopie, sensibilité exagérée de l'ouïe au moindre bruit, langue douloureuse et fendillée sur les côtés ; élancements dans la tête au moindre faux pas, tissus épicraniens dolents à la pression, œdème notable de la face. L'appétit perdu tout d'abord s'est relevé. Pas de règles.

Un mois après les premiers accidents, une éruption miliaire s'est montrée sur la figure, le cou et le haut du buste, et a duré trois semaines (1). Tous ces phénomènes ne persistent pas chez cette malade au même degré d'intensité, ils présentent au contraire des rémissions très-marquées. Les exacerbations se renouvellent en moyenne tous les quarts d'heure, pour ne durer que une à deux minutes. Elles s'annoncent par une céphalalgie très-forte, souvent frontale, mais siégeant aussi par fois au sinciput et aux tempes, qui semblent alors à la malade être comprimées dans un étau. A ces moments, bouffées de chaleur, tension dans les oreilles, afflux d'idées tristes et homicides, douleurs dentaires, soif ardente, bouche pâteuse, rêvasseries. — 10 septembre 1863.

TROISIÈME OBSERVATION.

Françoise M..., âgée de 42 ans, bonne santé antérieure, tempérament sec et nerveux, bien réglée, conditions d'ali-

_____

(1) Cette éruption s'est précisément développée sur le siége d'élection de la lèpre asturienne.

mentation très-précaires. Bouffées de chaleur à la tête, chûte des cheveux, objets vus de couleur jaune, bourdonnements d'oreilles, vertiges, disposition à tomber en avant, crevasses douloureuses sur les côtés de la langue, déglutition douloureuse, odontalgie; au début, érythème noueux sur tout le corps et les membres, séjour au lit de trois semaines. L'éruption a persisté encore huit jours après que la malade a été rélevée, elle a envahi le cuir chevelu, plaques larges et épaisses, exsudation séreuse à la suite de laquelle l'éruption à disparu, membres dolents et faibles, contracture douloureuse des extrémités deux ou trois fois du jour et durant 12 à 15 minutes. Stupeur morale, crainte de devenir folle, pas de sollicitude du présent, indifférence aux affections, même à la perte supposée de ses enfants. Tentation de les tuer. Douleur lancinante aux tempes et aux yeux. Céphalalgie habituelle. Epigastralgie occasionnant des angoisses respiratoires, peu d'appétit, lassitude, sensation de fourmillement à la tête, au râchis et aux extrémités. Pas de diarrhée, exacerbation de tous les symptômes à type tierce. Frissons fréquents auxquels succèdent des bouffées de chaleur, assoupissement mais pas de sommeil. — 4 octobre 1863.

QUATRIÈME OBSERVATION.

Femme D..., âgée de 30 ans, forte constitution, tempérament sanguin, bonne santé antérieure, mère de quatre enfants, malade depuis les derniers jours de juillet. Céphalalgie, vertiges, tremblement dans les membres, pas de fourmillements ni de contraction des extrémités (elle en

a éprouvé il y a trois ans), mais seulement engourdisse-
ment dans les jambes et les bras. Pas de goût à l'ouvrage,
indifférence aux soins du ménage, amblyopie, vue jaune,
bouffées de chaleur, tendance à tomber en avant, faiblesse
prononcée au point de se trouver mal, assoupissement,
pas de sommeil, appétit faible, vomissements avant comme
après le repas. Pas de diarrhée, anxiété épigastrique, pas
de règles, exacerbation à type tierce. — 18 septembre 1863.

CINQUIÈME OBSERVATION.

Louise M.., âgée de 35 ans, tempérament nerveux,
bonne santé antérieure, mère de deux enfants, nourrice
depuis 5 mois. Au commencement de juillet, il paraît chez
cette femme un érythème noueux le soir, rentrant le matin,
les bras et les jambes qui en sont le siége sont très dolents,
surtout dans les efforts ; la marche parvient à les calmer
un peu. Excitation cérébrale, la malade n'est pas maîtresse
de ses idées, mémoire fugitive au point qu'elle ne se rap-
pelle plus les objets qu'un instant avant elle s'était mise
à chercher. Amblyopie, diploopie, bouffées de chaleur
alternant avec des frissons, chûte partielle des cheveux et
des cils depuis le début. Diarrhée passagère, appétit con-
servé, digestion bonne, nausées, sommeil facile, rêvasseries. Tête froide, douleur frontale tenace, d'autant plus
violente que la tête est plus froide, odontalgie, pas de vertiges. Envie de marcher ; progression en avant avec chûte
imminente, pas de fièvre. Plus de douleurs dans les membres depuis un mois. — 27 septembre 1863.

SIXIÈME OBSERVATION.

Veuve T.., âgée de 43 ans, constitution délicate, mens-
trues supprimées depuis 14 ans. Obligée de se livrer à
des travaux agricoles pénibles, cette femme a été en outre
en butte à des chagrins prolongés. Vers la première hui-
taine de septembre, elle s'est trouvée tout d'un coup en
proie à des idées singulières caractérisées par une grande
terreur religieuse, peur d'être damnée, moral extrême-
ment abattu. Depuis huit jours, ces anxiétés ont augmenté,
elle fait part de son état aux personnes de sa connaissance,
pas d'éruption. Douleurs intermittentes par tout le corps,
crampoïdes et lancinantes, faiblesse générale, marche péni-
ble, sueurs faciles la nuit. Pas de céphalalgie, mais de
l'étourdissement; pas de fièvre. Bouffées de chaleur et
frissons. Pas de diarrhée (elle a existé pendant un mois
en été), rêvasseries fatigantes, peu de sommeil, elle en est
privée complètement ces derniers temps. — 23 octobre 1863.
— En même temps que la mère, ses deux enfants ont été
pris d'hébétude, de fièvre, céphalalgie, inappétence, lassitude, etc. Ces symptômes persistent encore chez l'aîné,
âgé de 7 ans.

Telle est en résumé l'histoire de ces six malades, presque
simultanément saisis par une affection dont il est impossible de révoquer l'identité, pas plus que le caractère essentiellement épidémique, lequel, si je ne me trompe, n'a pas
encore été signalé comme propre à la pellagre. Cette com-

munication, je l'espère du moins, est de nature à donner
l'éveil, sur un sujet d'une pressante actualité, au corps
scientifique, dont les recherches amèneront au jour, sans
doute, de nouveaux faits à l'appui de ceux que j'expose.
Sur ce point j'oserai dire avec M. Landouzy, que si on nie
l'existence de la pellagre sporadique (1) dans certaines
provinces, c'est uniquement parce qu'on ne l'y a pas bien
cherchée. Cette proposition sera-t-elle vraie à l'égard de
la pellagre épidémique ? C'est ce que l'avenir décidera.

Si maintenant nous analysons les observations ci-dessus,
nous trouvons dans cette épidémie plusieurs particularités
dignes d'être notées :

1° L'affection n'a frappé que des femmes exclusivement,
dont les deux extrêmes d'âge sont 32 et 43 ans, soit 36,5
pour moyenne.

2° On ne remarque pas ici que la misère ait joué le
rôle principal, comme l'ont avancé plusieurs auteurs.
Ainsi, sur ces six femmes, il y en a cinq dans une certaine
aisance, une seulement dans une position voisine de la
misère. Chez trois d'entre elles le chagrin peut être regardé
comme cause prédisposante. Enfin il en est trois dont on
ne peut expliquer la maladie, ni par le chagrin ni par la
misère ; deux de celles-ci sont nourrices.

3° Les habitations de ces malades sont toutes, sauf une,
contiguës de l'une à l'autre.

4° Il y a dans le même village un certain nombre de

(1) Je possède quatre observations de pellagre sporadique.
Deux de ces sujets sont des vieillards de 58 à 62 ans; les deux
autres de 24 à 30 ans. N'était l'insouciance du paysan à l'endroit
de sa santé, j'en aurais déjà observé, je pense, un plus grand nombre de cas.

femmes, dans les mêmes conditions d'âge, de fortune et de régime chez lesquelles cette maladie ne s'est point manifestée.

5° En fait d'éruption, j'en ai observé trois sortes : l'érythème propre à l'endémie des Landes, une éruption miliaire, l'érythème noueux.

6° La chute des cheveux et des cils, observée deux fois, rapproche cette épidémie de la *Pelatina colombienne*.

7° Les accidents nerveux ont persisté même après la disparition des différentes espèces d'éruptions mentionnées ci-dessus.

8° Contrairement à ce qui a été observé jusqu'ici, ce sont les accidents nerveux qui ouvrent la scène et sont en relief.

9° Ils sont caractérisés par un état de stupeur intellectuelle et morale qui donne à cette épidémie un cachet de haute gravité.

10. Les troubles gastro-intestinaux n'ont été notables que chez la femme de l'observation n° 1 et chez ses enfants. Ils ont existé seuls chez ces derniers, c'est-à-dire sans les autres symptômes ordinaires de la pellagre.

11. L'insolation ne peut être invoquée comme cause déterminante des manifestations cutanées.

12. L'éruption ne paraîtrait pas, jusqu'à présent, devoir être considérée comme le caractère pathognomonique de cette épidémie. Elle a été multiple dans ses formes, et n'a pas généralement duré plus de une à huit semaines. Elle a fait défaut deux fois. Enfin, qu'elle vienne à se développer chez les trois malades épargnés, et à réapparaître chez ceux déjà frappés, sont assurément choses fort possibles; mais en raison de l'inconstance et du peu de fixité

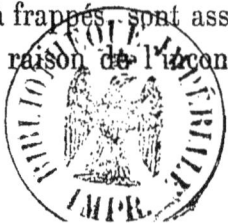

2

de ce symptôme, il doit être classé après les phénomènes cérébraux, qui de beaucoup priment les autres par leur persistance comme par leur intensité.

Si cette variété de lypémanie épidémique spéciale dans laquelle nous avons vu les sujets atteints tendre au suicide, à l'infanticide, en proie au découragement, à un profond dégoût de l'existence, à des terreurs religieuses, etc., n'a pas été poussée, ainsi que cela se voit dans la pellagre endémique, jusqu'à la folie furieuse (1), s'en suit-il de là qu'elle ne pourrait y arriver un jour ? Quelle énorme différence alors entre le chiffre de 1 pour 100 donné par Cerri, comme représentant le nombre des aliénés dans le district de Brescia, le plus pellagreux de l'Italie, et celui d'une épidémie où les symptômes cérébraux signalés ici se montreraient dans la même proportion !

Comme pour se faire une idée bien complète d'une constitution épidémique, il importe non-seulement de connaître la maladie qui en est la base, mais encore celles intercurrentes, je dois mentionner, vers le mois de novembre 1862, dans le même village, l'apparition de trois cas bien caractérisés de fièvre typhoïde, dont le premier fut un enfant de 7 ans chez lequel elle se montra assez bénigne. Le père et la mère tombèrent ensuite malades peu de temps après. Le père guérit, mais la mère succomba avec du délire, des accidents ataxiques formidables compliqués de diarrhée et de tympanite.

Quelques mois plus tard, en janvier 1863, il se déclarait dans une autre maison du village, une maladie offrant avec la fièvre typhoïde les plus étroites affinités. Je me

---

(1) Je l'ai observée dans un cas de pellagre sporadique, en 1861.

contenterai d'esquisser les traits saillants de cette observation, lesquels, je l'espère, suffiront pour mettre en
lumière l'anomalie de cette affection.

La femme C..., âgée de 37 ans, lymphatique, frêle et
nerveuse, de bonne santé néanmoins, est mère de plusieurs
enfants. — Depuis un an, elle a ressenti dans les entrailles
comme un feu qui les brûle. Appétit diminué. Tout l'hiver
de 1861, et pendant les premiers mois de celui de 1862,
elle éprouve des frissons dans les reins le soir, chaleur
légère après; jambes glacées. Au mois de janvier 1863,
langue blanche, bouche mauvaise. Un soir, sur les 10
heures, frisson général des plus intenses. Pas de fièvre
sensiblement après. Le lendemain, brisement et lassitude.
Le soir, nouvelle invasion de froid, pas de chaleur notable
ensuite. La malade s'alite; je suis alors appelé. Fièvre
médiocre, pouls à 90 pulsations, langue blanche au milieu,
rouge sur les bords. Céphalalgie, pas de diarrhée ni de
gargouillement, légère bizarrerie dans les idées, pas de
taches lenticulaires rosées du 8e au 15e jour. Peu de
chaleur à la peau. Vers cette époque et au moment où
l'amélioration commençait à se dessiner, il survient subi-
tement du délire, pouls petit et fréquent, pas de chaleur
à la peau. La malade extravague, se plaint beaucoup de la
langue, sur laquelle on ne constate qu'un peu de rougeur
sur les côtés. Préventions, dégoûts et engouement pour
les remèdes. Parole un peu saccadée, muguet sur la langue,
les lèvres et les gencives, disparaissant sous l'influence
d'une médication appropriée, et reparaissant plusieurs fois
dans le cours de la maladie. Souvent pas de réponse aux
questions; interrogée sur son silence, elle répond par intervalles qu'elle ne pouvait parler, puisqu'au moment où on

l'interrogeait elle avait avalé sa langue. Refus de boire sous prétexte qu'il lui est impossible d'avaler ; un instant après elle demande ou accepte, et boit parfaitement.

Cet état dure 23 jours avec de nombreuses rémittences, mieux marqué, puis redoublement des accidents cérébraux, on ne peut tenir la malade au lit. Cependant elle reconnaît toutes les personnes qui viennent la voir. La glace appliquée sur la tête parvient à calmer le délire, il cesse d'ailleurs presque complètement au moment où je lui fais ma visite. Selles bilieuses et épaisses, mais uniquement par les purgatifs ou les lavements. Jamais de fuliginosités, de gargouillement ni de diarrhée. Aggravation graduelle des symptômes, coma, carphologie. La malade est considérée comme perdue. Cependant cet appareil formidable cède à l'action d'un bain acidulé d'une manière très rapide. Au délire comateux ou furieux a succédé une simple tendance au subdélirium, qui décline lui-même de jour en jour. Pas la moindre éruption n'est survenue dans le cours de cette maladie, qui a duré sept semaines.

Cette femme n'était pas au bout de sa convalescence, que son fils âgé de 12 ans, très robuste, est pris de céphalalgie avec fièvre, lassitude, etc. La maladie conserve pendant dix à douze jours la physionomie ordinaire des fièvres typhoïdes adynamiques. A partir de cette époque, il survint une grande difficulté dans la déglutition, un embarras de la parole qui finit par se perdre complètement. Mutisme absolu, agitation sans délire, cris inarticulés pour exprimer un désir. Muqueuse de la bouche et du pharynx littéralement tapissée de muguet qui disparaît difficilement et récidive peu de temps après. Difficultés pour avaler, amaigrissement considérable, pas de diarrhée,

ventre un peu météorisé et très dolent à la pression, pas
d'accidents ataxiques. Cet état se prolonge pendant 18
jours, après lesquels la parole revient très lentement chez
ce malade, qui n'en conserve pas moins une tendance à
divaguer. Propos étranges, irascibilité d'enfant à la moindre résistance. Cette disposition persiste encore pendant
la convalescence, ainsi que les divagations.

Le père et quatre autres de ses enfants furent ensuite
atteints ; mais leur état fut loin d'être aussi alarmant que
celui de la mère et du fils aîné. Je n'ai jamais pu voir
autre chose chez ces malades que des fièvres adynamiques.
Il y eut pourtant cela de remarquable chez le père, c'est
que malgré de la fièvre et un abattement extrême, il con-
tinua de se lever, mangea, but du vin malgré toute
défense et toute opposition, et cela impunément.

Devons-nous considérer les observations qu'on vient
de lire comme des cas de fièvre typhoïde anormale, ou
faut-il les rapporter à titre d'affection prodromique à la
même influence épidémique, dont quelques mois plus
tard les effets devinrent manifestes ? N'y verrons-nous, avec
les médecins italiens, qu'un *typhus pellagreux*, mieux
nommé *pellagre aigüe* par M. Landouzy? Mais il n'y a
pas là l'éruption caractéristique. Sont-ce des fièvres
typhoïdes compliquées de manie pellagreuse épidémique?
Je n'hésite pas à me prononcer pour cette dernière suppo-
sition, d'autant mieux que la pellagre aigüe présente déjà
des analogies bien intimes avec les fièvres malignes, et que
les pellagreux sont souvent sujets à des états typhoïdes
graves. Je ne possède pas d'autres observations du genre
de la dernière, par conséquent je ne serais pas suffisam-

ment autorisé à voir là une espèce morbide distincte.
Cependant, qu'il me soit permis de faire remarquer que,
si l'éruption pellagreuse a suffi, avec un état typhoïde,
pour constituer une entité morbide, la pellagre aigüe,
il semble tout aussi logique d'attribuer un rôle semblable
à la manie pellagreuse compliquée d'ataxie ou d'adynamie.

Quoi qu'il en soit, cette observation vient sanctionner un
fait déjà signalé, la parenté symptômatique de la fièvre
typhoïde avec les manifestations aigües de la pellagre.
Cette parenté s'étendrait-elle jusqu'aux causes spécifiques?
Dès l'instant que l'étude des symptômes, moins peut-être
que de leurs causes, a fait regarder avec raison la fièvre
jaune, la fièvre pernicieuse et l'intermittente simple, comme des rameaux émanés de la même souche étiologique,
on comprend qu'il n'y aurait pas de témérité à inférer
une hypothèse tirée des mêmes analogies, partant de
même valeur, relativement à ce groupe qu'on pourrait
nommer *typho-pellagreux*. Ainsi, l'affection que nous
venons de relater, pourrait bien n'être autre chose qu'une
variété de cette famille pathologique. Nous voyons en effet
dans cette épidémie, un type de fièvre typhoïde maligne
avec deux cas bénins dans la même maison. Peu après,
dans une autre maison, la même maladie reparaît sous
une forme anormale, grave d'abord (et à laquelle nous
avons trouvé plus d'un rapport avec la pellagre aigüe),
pour se traduire à la fin par de simples états typhoïdes.
D'après cette manière de voir, la relation de cause à effet,
si obscure et si débattue dans la fièvre typhoïde, par
suite la nature et les rapports jusque là inconnus de cette
affection avec d'autres pourraient être éclairés d'un jour
nouveau.

Disons maintenant quelques mots des conditions hygié-
niques de ces malades. Ils habitent tous au-dessus du
rez-de-chaussée. Ces locaux ne laissent apercevoir aucune
trace d'humidité. Toutes ces femmes s'occupent à peu
près exclusivement de soins et de travaux d'intérieur.
Une seule, le numéro 6, est obligée de se livrer aux travaux agricoles. Le village, bâti sur un plateau de tuf
granitique, est très bien aéré. Les eaux y sont excellentes,
on n'y voit pas de flaques stagnantes, et point de paille
pourrissant sur le sol. La base principale de l'alimentation est le pain de seigle et la pomme de terre. Exclusive
chez les habitants pauvres, cette nourriture, chez
ceux plus aisés, est additionnée de porc salé, de légumes
divers, d'œufs, de laitage, etc. J'ai soumis à l'examen
microscopique le blé, le pain, la farine, les pommes de
terre et les salaisons. La première de ces substances était
saine et fort peu mélangée de graines étrangères. La
farine, employée à la confection du pain immédiatement
après la mouture, n'a pas le temps de s'altérer. J'ai ren-
contré sur le pain quelques nids de moisissure, moins
cependant que sur les salaisons qui, faites sans beaucoup
de précautions, se trouvaient tapissées par places par
une variété de mucédinées, l'*aspergillus virens*. Quant aux
pommes de terre, elles étaient plus ou moins altérées par
la maladie parasitaire qu'on leur connaît, et consommées
sans être l'objet d'un triage bien minutieux. A moins d'ad-
mettre chez ces malades une prédisposition toute spéciale
à contracter l'affection que nous avons décrite, il est impossible d'invoquer ces altérations à titre de cause, attendu
qu'il y a une foule de gens qui se nourrissent de même
impunément, tout en se trouvant dans les mêmes con-

ditions d'ailleurs.

Toutefois, il ressort de l'étude à laquelle nous venons de nous livrer, deux faits principaux, à savoir :

1' Que la pellagre peut se montrer *à l'état d'épidémie*.

2° Qu'elle peut se développer en dehors de l'alimentation par le maïs altéré.

3° Que ses symptômes ne sont pas partout et toujours les mêmes.

Nous avons déjà établi que le premier point était un fait d'acquisition nouvelle, nous n'insisterons pas davantage.

Quant au second, il a été reconnu vrai depuis déjà quelques années. M. Courty, professeur agrégé à la faculté de médecine de Montpellier, a exprimé un des premiers, en 1854, l'opinion que la pellagre endémique des Basses-Pyrénées ne reconnaissait pour cause principale que le chagrin et la misère, sans préjudice de l'action exercée par le maïs verderamé dans ces contrées, et aussi par une *cause spéciale inconnue*.

D'autre part, en 1861, M. Landouzy a démontré qu'en dehors de tout usage du maïs, la pellagre était commune dans sa province, et que même il était impossible d'attribuer sa production à l'altération de toute autre substance alimentaire. En 1863, le même auteur maintient sa thèse à l'égard du *mal de la rosa*, endémique dans les Asturies, où le maïs n'est pas cultivé.

Je me range tout-à-fait à l'opinion de MM. Courty et Landouzy, en tant qu'ils affirment ne pas reconnaître le maïs verderamé comme cause exclusive de la pellagre, mais je me sépare d'eux lorsqu'ils mettent spécialement sur le compte du chagrin et de la misère les cas dont le développement ne peut être expliqué par la consommation de la céréale altérée. Car je suis convaincu avec la généralité des médecins que toute maladie spécifique (ce qui pour moi équivaut à la propriété d'épidémicité, d'endémicité ou de contagion, ainsi qu'on l'observe dans les différentes espèces de fièvres continues, le choléra, les fièvres intermittentes, le goître, la diphtérie, etc.) est nécessairement le résultat d'un agent ou d'une cause spécifique, c'est-à-dire invariable; de plus, que tout individu porte en lui une prédisposition innée ou acquise à subir telle influence morbide plutôt que telle autre. D'après cette manière d'envisager les causes des maladies dans leurs rapports avec les individus, on s'explique pourquoi dans une épidémie ou une endémie, celui-ci est atteint de préférence à celui-là suivant le même genre de vie ; comment dans une famille, dont M. Landouzy cite l'observation, le père peut contracter la pellagre, et la mère avec les enfants en être exempts; comment enfin, dans un autre pays, la fièvre intermittente frappera l'enfant sans atteindre le père, etc.

Pour me résumer, j'admets : 1° la misère physique et morale comme cause prédisposante seulement de la pellagre ; 2° le verderame comme cause spéciale dans les pays où le maïs est consommé ; 3° qu'il faut de toute rigueur adopter pour les cas non attribuables à l'usage du maïs, l'existence d'un autre agent spécial, sous peine de contrevenir au grand principe des causes spécifiques. L'abandonner, c'est se jeter dans une voie fertile en graves errements. Il vaudrait bien mieux s'avouer que la question de causalité reste encore pour nous à l'état de mystère, que de s'exposer à faire fausse route dans le pronostic, le traitement, et surtout la prophylaxie, science dont la base repose entièrement sur la notion exacte des causes spécifiques. En nosologie, préciser les rapports de cause à effet, c'est donner à la pratique son plus sûr jalon.

Quelle est donc la cause efficiente des cas de pellagre qu'on ne peut rapporter à l'action longtemps prolongée du verderame sur l'organisme? Comme il s'agit ici d'un point encore litigieux d'étiologie, il importe d'entrer dans quelques détails, préliminaires obligés de l'induction que nous allons poursuivre.

Je pose tout d'abord en principe, que tous les cas de pellagre, soit endémiques, épidémiques ou sporadiques, sont le résultat *d'une intoxication lente par les cryptogames vénéneux microscopiques* (1). Voici les raisons sur lesquelles se fonde mon assertion.

Si nous jetons un coup d'œil sur les effets des poisons à haute dose, nous voyons que, sauf un ou deux symptômes essentiellement caractéristiques de quelques-uns, ces effets sont pour ainsi dire toujours les mêmes. Après, par exemple, le tétanos par les strychnées, la dilatation de la pupille par les solanées, etc., on trouve que tous les autres accidents se réduisent à plus ou moins de délire, de convulsions,

---

(1) Relativement à leurs propriétés toxiques, je reproduis un passage du *Dict. de méd.* de MM. Littré et Robin, art. *mucédinées.* — « Leur odeur, leur saveur et probablement leur action nuisible sur l'économie (vertige, vomissements, céphalalgie, etc.), sont dûs à des huiles volatiles sécrétées à l'état de gouttelettes adhérentes à l'extérieur de leurs filaments ou de leurs spores. »

« Les moisissures sont reconnues un poison pour les hommes et les animaux ; entre autres le *mucor mucedo*, qui se développe si facilement sur le pain. MICHEL LÉVY, *Tr. d'hygiène*, t. II, p. 692. »

de vomissements, de diarrhée, etc. Egalement, si nous voulons décrire les effets physiologiques ou pathogénétiques des champignons vénéneux, nous n'irons point baser notre jugement sur un empoisonnement par l'amanite orange ou toute autre espèce toxique : nous n'aurions ainsi que le tableau d'une convulsion douloureuse du tube digestif avec les troubles sympathiques ordinaires. Il serait difficile de différencier cet empoisonnement d'avec celui par l'acétate de cuivre, le varaire, le bichlorure de mercure ou l'acide arsénieux, etc.

Ce ne sont donc pas les doses sidérantes ou perturbatrices qui peuvent faire naître les signes caractéristiques de l'empoisonnement par une substance. Ainsi, les résultats de l'absorption à forte dose du carbonate de plomb n'ont que peu ou point de rapports avec ceux qui apparaissent à la suite d'une intoxication lente et à dose fractionnée par le même composé. En toxicologie, il n'y a rien de plus faux que cet axiôme : *qui peut le plus, peut le moins.*

Pour rendre cette assertion aussi claire et aussi concluante que possible, il suffira de mettre en parallèle l'empoisonnement aigu par les faux champignons comestibles, et l'intoxication chronique par les céréales altérées. On pourra ainsi se rendre un compte exact de la différence qui sépare ces deux sortes d'empoisonnement; en second lieu, se convaincre de l'identité d'effets physiologiques qui relie tous les sujets d'une même famille végétale, et permet ainsi de conclure par un raisonnement analogique bien fondé, des effets d'un genre à ceux d'un autre. C'est pourquoi la dilatation de la pupille ou les secousses tétaniques, font supposer un empoisonnement par une espèce toxique des solanées ou des strychnées. Si donc, les effets physiologiques ou pathogénétiques de chaque substance, considérés dans leur ensemble ou seulement dans quelques-uns plus spéciaux, se montrent toujours les mêmes, on peut inférer par suite que l'intoxication par les cryptogames vénéneux se traduit par sa physionomie propre et ses caractères essentiels.

Or, de la comparaison faite, texte en main, des deux formes de l'ergotisme (convulsive et gangréneuse), de la pellagre de Lombardie et des Landes, de la lèpre asturienne, de la pelatina de Colombie (1), de l'acrodynie (2), et de l'épidémie de lypémanie pellagreuse que nous venons de décrire, il ressort que toutes ces affections ont un même caractère générique incontestable, une parenté évidente, et on est nécessairement conduit à cette conclusion, qu'elles ne peuvent être que le résultat d'une même intoxication, celle par les cryptogames vénéneux, et par conséquent, aussi toutes les pellagres indépendantes de l'usage du maïs : c'est pourquoi le terme générique *d'intoxication fongoïde* les définirait d'une manière complète.

(1) Cette affection, qui a de grands rapports avec l'ergotisme gangréneux, provient de l'usage du maïs ergoté.

(2) J'ai cru devoir faire figurer dans ce tableau l'acrodynie, parce qu'avec M. Rayer je considère cette affection comme étant de la même famille que la convulsion céréale et l'ergotisme. Bien qu'on n'ait pas de données positives sur sa cause spécifique, je suis néanmoins persuadé, en raison de son ensemble symptomatique, qu'elle fut produite par une altération spéciale des blés ou des farines de 1828 à 1832. C'était l'opinion de M. Cayol, et ce qui la rend encore plus probable, c'est qu'avant l'épidémie de 1828 qui sévit à Paris et sur les bords de la Marne, les récoltes avaient été incomplètes et le blé fort cher.

Préciser dans l'état actuel de la science l'espèce ou les espèces cryptogamiques dont l'action sur les organismes ne saurait d'ailleurs être contestée, est chose à peu près impossible. J'ai déjà observé que l'examen microscopique des matières premières des aliments, et les aliments eux-mêmes de mes malades, ne m'avait pas fait reconnaître des altérations suffisantes pour rendre compte de la maladie. Cependant, je crois qu'on n'en doit pas moins s'attacher fermement à cette croyance que tous les cas possibles de pellagre ne relèvent que des fongoïdes, et quant à ceux dont la cause n'est pas évidente pour les sens, elle doit l'être pour l'esprit, attendu que l'observation, d'accord avec le raisonnement inductif, conduisent de toute rigueur à l'opinion que je viens d'exprimer. Dans un temps peut-être rapproché, il est possible que nous ayons la solution de l'énigme, car le microscope est loin d'avoir dit son dernier mot sur ce monde si terrible et si grand des infiniment petits. (1)

Ce qui précède nous viendra en aide pour résoudre le second point, à savoir pourquoi la pellagre ne se montre pas partout et toujours identique à elle-même.

A tout médicament ou poison on reconnaît une manière propre à chacun de manifester son action sur l'économie. Plusieurs de ces phénomènes physiologiques sont communs à plus d'une substance, tandis que d'autres leur sont spéciaux.

(1) Depuis un certain nombre d'années, il semble que nous soyons circonvenus et traqués par les végétaux parasites. Après le *botrytis* du tubercule, voici venir l'*oïdium* de la vigne et toutes les autres variétés qui frappent les légumes, les arbres, les plantes fourragères, etc., tous poisons lents que nous absorbons avec les aliments, et peut-être aussi que nous aspirons avec l'air.

Le plomb, le mercure, l'arsenic et leurs composés ne déterminent-ils pas, quelque temps après leur absorption lente et continue, des accidents spéciaux, tels qu'encéphalopathie, épilepsie, coliques saturnines ; le second, une salivation accompagnée d'ulcérations buccales, de déchaussement des dents, de bouffissures des tissus ; l'arsenic, des manifestations cutanées, des paralysies des membres, etc. De même, dans l'ordre de leur fréquence et de leur spécificité, les troubles moraux et intellectuels, les alternatives de froid et de chaleur, diverses éruptions et la chûte des cheveux et des cils, deviennent les caractères essentiels de l'intoxication fongoïde. (1)

Quant aux modalités symptômatiques observées dans les variétés de pellagre, il résulte des déductions qui précèdent, qu'elles doivent être entre elles dans le même rapport que leurs causes spécifiques, les différentes espèces de cryptogames vénéneux, qui, membres d'une même famille végétale, donnent lieu à des formes variées, *sui generis*, d'une même classe pathologique.

A ce court aperçu, né de l'exposition critique d'un fait nouveau, je m'arrête, heureux, si tout en suscitant quelque lumière sur une maladie dont on ne soupçonne

(1) Il est reconnu que l'arsenic et d'autres substances vénéneuses absorbées à faible dose, peuvent développer un certain nombre de symptômes que nous retrouvons dans l'intoxication fongoïde ; toutefois, il ne peut y avoir de difficultés pour le diagnostic, en consultant d'abord l'ensemble symptômatique et ensuite en s'éclairant sur les conditions qui ont pu faire naître la maladie : il va sans dire que le fait d'épidémicité, quand il existe, enlève toute espèce de doute sur sa nature.

encore ni toute l'étendue ni toute la portée, j'ai pu faire sentir la nécessité des études de généralisation, dont la science médicale est dépourvue plus que toute autre.

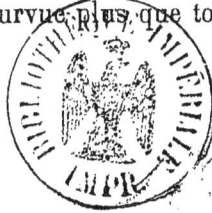

www.ingramcontent.com/pod-product-compliance
Lightning Source LLC
Chambersburg PA
CBHW070717210326
41520CB00016B/4383